Keto-Kekse und Snacks

Entdecken Sie das Geheimnis der Herstellung von Low Carb ketogenen Keksen und Snacks, die fantastisch schmecken

Von: Amy Moore

© Copyright 2019 : Amy Moore Alle Rechte vorbehalten

Der Inhalt dieses Buches darf ohne schriftliche Genehmigung der Schriftstellerin oder des Verlegers nicht kopiert, dupliziert oder übermittelt werden.

Unter keinen Umständen übernehmen der Verleger oder die Schriftstellerin Verantwortung für Schaden, Entschädigung oder Geldverluste aufgrund der Information in diesem Buch, weder direkt oder indirekt.

Impressum:

Dieses Buch ist urheberrechtlich geschützt. Es ist nur für den persönlichen Gebrauch vorgesehen. Es ist verboten, ohne Genehmigung der Schriftstellerin oder des Verlegers, den Inhalt dieses Buches, im Ganzen oder teilweise, zu ändern, verteilen, verkaufen, benutzen, zitieren oder zu paraphrasieren.

Ausschlussklausel:

Bitte beachten Sie, dass die Information in diesem Buch nur zum Bildungs-und-Unterhaltungszweck vorgesehen ist. Alle Aufwände wurden gemacht, um genaue, aktuelle, zuverlässige und vollständige Auskünfte zu präsentieren. Ohne Gewähr. Der Leser erkennt an, dass die Schriftstellerin nicht versucht gesetzlichen, finanziellen, medizinischen oder sachkundigen Rat zu geben. Der Inhalt dieses Buches stammt von verschiedenen Quellen. Bitte lassen Sie sich von einem zugelassenen Experten beraten, bevor sie die in diesem Buch beschriebenen Techniken versuchen.

Indem der Leser dieses Buch weiterhin benutzt, stimmt er zu, dass die Schriftstellerin unter keinen Umständen für direkte oder indirekte Verluste verantwortlich ist, die durch die Benutzung der Anweisungen in diesem Dokument entstehen, einschließlich, aber nicht ausschließlich, durch eventuelle Fehler, Auslassungen oder Ungenauigkeiten.

Amerikanischer Originaltitel: Keto Kekse and Snacks

Deutsche Bearbeitung: Ingrid Taylor

Inhaltsverzeichnis

Einführung   8

Was bedeutet „Keto"?   13

Keto-Diät zum Abnehmen   15

Tipps für den Keto-Erfolg   18

Viel Schlafen   18

Regelmäßiger Sport   19

Trinken Sie genug   20

Berechnen Sie Ihre Makros   21

Keto-konforme Zutaten   23

Fett (eine große Menge)   24

Protein (in Maßen)   25

Kohlenhydrate (geringer Verzehr)   26

Glücklich Leben mit Keto   27

Keto Schoko-Kekse   29

Keto Kroketten 33

Schinkenspeck Guacamole Bomben 37

Knuspriger Rosenkohl mit Schinkenspeck 42

Keto Sushi שגיאה! הסימניה אינה מוגדרת.

Keto-konforme Brezel-Snacks 52

Paprika Nachos 58

Keto Salat Sandwiches 63

Buffalo Zucchini Boote 66

Keto Chips 71

Keto Eier Muffins 75

Keto Knoblauchbrot 79

Keto Blaukäse-Dressing 84

Keto Cheetos 87

Erdnussbutter Keto Cups 92

Keto Müsli und Erdnussbutter 97

Hausgemachte Speckgrieben (Schweine Schwarte) 101

Avocado Eier Salat 107

Acai Mandelbutter Smoothies 112

Keto Schokoladen Muffins 115

Erdbeer-Fettbomben 119

Guacamole Dip mit Schweinespeck Chips 122

Keto Tuna Salat 126

Schlussbemerkung 129

Einführung

Herzlichen Glückwunsch!

Sie haben den ersten und wichtigen Schritt gemacht, um eine gesündere und fittere Version Ihrer selbst zu werden! Indem Sie sich entschlossen haben, dieses Buch zu lesen, sind Sie in eine Welt voller neuer Möglichkeiten eingetreten. Nicht jeder behält ein gesundes Bewusstsein über ihre Ernährung. Dies ist der Grund, wieso heutzutage so viele Leute an verschiedenen Krankheiten und ernährungsbedingten Gesundheitsschäden leiden. Aber Sie fangen an, sich darum zu bemühen. Sie versuchen von der Norm abzuweichen. Sie wollen nicht Teil einer erschreckenden Gesundheitsstatistik der Menschen werden, die aufgrund falscher Ernährung verschiedenste Erkrankungen erleiden müssen. Es ist wahr, Sie verdienen ein besseres Schicksal. Und es fängt damit an, dass Sie auf sich aufpassen. Und es beginnt alles damit, Ihre Lebensart mit kleinen, aber ausschlaggebenden, Umstellungen zu verbessern. Das ist der Grund, warum Sie sich dazu entschlossen haben, dieses Kochbuch aufzuschlagen.

Es ist sehr wichtig, das Wort „Lebensweise" zu betonen, denn die Keto-Diät ist mehr als eine Schlankheitskur. Es gibt viele Menschen, die denken, dass eine Keto-Diät nur eine Änderung ihrer Essgewohnheiten bedeutet, und sie daher automatisch Ergebnisse erwarten. Aber das ist nicht die Wirkungsweise dieser Diät. Natürlich spielt Ihre Ernährung eine große Rolle für Ihre Gesundheit und Ihr Wohlbefinden. Sie ist jedoch nicht der einzige Einflussfaktor, sondern Sie müssen ebenso in Betracht ziehen, ob sie beispielsweise den ganzen Tag auf Ihrem Stuhl sitzen, während sie am Computer arbeiten. Sind Sie übergewichtig und müssen etwas für Ihre Figur tun? Haben Sie Erkrankungen, wie zum Beispiel Bluthochdruck oder erhöhte Cholesterinwerte? Diese Umstände müssen alle in Betracht gezogen werden, wenn Sie Ihren neuen Lebensstil beginnen. Der ganze Sinn der Keto-Diät besteht darin, gesund und stark zu bleiben. Aber gesund zu sein bedeutet nicht nur, sich richtig zu ernähren. Es geht darum, richtig zu leben. Und die Philosophie der Keto-Diät sollte nur ein Ergänzungsmittel zu der gesunden Lebensweise darstellen, welche Sie schon führen.

Um eine Einsicht zu bekommen, welche Auswirkungen die Keto-Lebensart auf ihr Leben haben wird, müssen sie erst einmal verstehen, was Keto genau ist – was die Ziele sind, und wie sie möglicherweise auf Ihr Leben einwirkt. Möglicherweise wollen Sie sofort ganz begeistert zur Sache kommen, nämlich zu den Rezepten. Das ist ja schließlich der Grund, weshalb Sie sich für dieses Buch entschlossen haben, nicht wahr? Und das ist prima! Allerdings empfehle ich, dass Sie erst die Grundlagen der Keto-Diät verstehen, bevor Sie sich hineinstürzen! Es ist wie bei Schlankheitskuren. Wenn Sie sich hineinstürzen, ohne sich vorher zu informieren, dann ist die Wahrscheinlichkeit hoch, dass Sie die Sache falsch angehen. Das könnte sehr gefährlich sein, da Sie letztendlich mehr Schaden als Nutzen anrichten könnten. Die Keto-Diät ist eine bahnbrechende Diät, sie ist einmalig. Sie ist überhaupt nicht wie andere Schlankheitskuren, und es gibt einige strikte Regeln, welche Sie beherzigen sollten, wenn Sie sie richtig ausführen möchten.

Aber machen Sie sich keine Sorgen – die Hauptattraktion dieses Buches werden natürlich die Rezepte sein. Sehen Sie diese Einführung lediglich als einen Schnellkurs an.

Das Ziel dieses Schnellkurses ist nur Ihnen zu erläutern, was Keto ist, warum es ist, was es ist, und welchen Nutzen Sie möglicherweise daraus ziehen könnten.

Also fragen wir uns ...

Was bedeutet „Keto"?

Die Keto-Diät, so wie wir sie heute kennen, ist in der Tat eine Ernährungs- Philosophie, die sich durch Forschung und Praxis mehrerer Jahrzehnte entwickelt hat. Keto, welches die Abkürzung für „ketogen" oder „Ketose" (Stoffwechsel) ist, ist eine Diät, die sich durch hohe Fetteinnahme, mäßige Proteineinnahme, und eine sehr geringe Zufuhr von Kohlenhydraten auszeichnet. Diese Ernährungsstruktur ist so aufgebaut, um im Körper den Zustand der Ketose auszulösen. Daher kommt der Name „Keto".

Aber wie funktionier die Ketose? Stellen Sie sich Ihren Körper als einen Wagen vor. Damit der Wagen ruhig läuft, müssen Sie ihn volltanken. Ihr Körper arbeitet genauso. Nahrung ist der Treibstoff, der dafür sorgt, dass er seine Aufgaben sachgerecht ausführt. Wenn Sie Kohlenhydrate essen, werden sie von ihrem Körper verdaut und verarbeitet, und in Blutzucker (Glukose) umgewandelt, welches dann von Ihrem Körper in Energie umgesetzt wird. Diese Energie wird anschließend benutzt, um die Bewegungen, die Ihr Körper macht, anzutreiben, sodass sie rennen, springen, treten, stehen, gehen, und alles das machen können, was mechanische Bewegungen in Anspruch nehmen. Manchmal essen wir jedoch zu viele Kohlenhydrate, welche dann in überschüssigen Blutzucker umgewandelt werden. Dieser überschüssige Blutzucker bleibt, wenn er ungenutzt oder untergenutzt wird, zu Fett umgewandelt, welches dann für die Zukunft gelagert wird. Dies führt zur Gewichtszunahme.

Daher wird die Keto-Diät hauptsächlich als ein Mittel zur Bekämpfung der Gewichtszunahme und der Fettleibigkeit angesehen. Aber wie genau funktioniert das?

Keto zum Abnehmen

Da der Körper dazu vorgesehen ist, nach Kohlenhydraten als mögliche Glukose- und Energiequellen zu suchen, ist die Keto-Diät dazu bestimmt, diese Quellen vollständig zu entfernen. Aber Augenblick mal! Würde das nicht bedeuten, dass man weniger Energie zur Verfügung hat, um während des Tages richtig zu funktionieren? Nicht unbedingt. Ihr Körper hat die Fähigkeit, sich zu korrigieren, wenn er fühlt, dass Sie nicht die normale Kohlenhydratanzahl zu sich nehmen, welche er braucht, um Glukose herzustellen. Nun, wenn Ihr Körper merkt, dass ihm Kohlenhydrate vorenthalten werden, wird er sich eine andere Quelle zur Blutzucker Herstellung suchen. Es ist klar, dass der Körper nicht aufhört zu funktionieren, bloß weil er nicht genug Glukose bekommt. Dies ist der Grund dafür, dass wenn der Körper aufgrund des Kohlenhydratentzugs in den ketogenen Zustand gerät, die Leber gespeichertes Körperfett in sogenannte Ketonkörper umwandelt. Diese Ketonkörper werden benutzt, um Glukose herzustellen, um den Körper zu versorgen. Kurz gesagt, die ketogene Diät zwingt den Körper gespeichertes Fett zu verbrennen, um sich mit Energie zu versorgen. Das ist genau der Grund, warum diese Diät solch ein wirksames Hilfsmittel ist, um Gewicht zu verlieren, und Fett zu verbrennen.

Der Ketose-Zustand ist jedoch nur möglich, wenn der Verzehr von Kohlenhydraten beschränkt ist. Wenn Sie sich also entschließen, ein Keto-Leben zu führen, ist es sehr wichtig, nicht nur darauf zu achten *was* Sie essen, sondern auch *wieviel* Sie davon essen. Es ist immer am besten, wenn Sie sich mit der Ernährungszusammensetzung der Lebensmittel, die Sie zu sich nehmen, vertraut machen. Nur so können Sie gewährleisten, dass Sie sich nicht zu viele Kohlenhydrate gönnen, und dass Ihr Körper die Ketose erreicht, damit Sie Gewicht verlieren.

Es ist aber auch wichtig zu beachten, dass die Keto-Diät nicht wirklich als Schlankheitskur beabsichtigt war. Ursprünglich wurde es als zur Bekämpfung von Anfällen und der Epilepsie studiert. Zu Beginn des 20. Jahrhunderts entdeckten Wissenschaftler, dass wenn der Körper den Ketose-Zustand erreichte, Epilepsie-Patienten deutlich weniger epileptische Anfälle erlitten. Dass die Keto-Diät zum Abnehmen angewandt werden konnte, war nur ein Nebenprodukt dieser Studie. Natürlich sind Sie sich sicher bewusst, dass sich die Keto-Diät überall auf der Welt als einer der beliebtesten Diäten ins Tagesgespräch eingeschlichen hat.

Tipps zum Keto-Erfolg

Natürlich wird es keine einfache Aufgabe sein, mit der Keto-Diät erfolgreich zu sein, jedoch muss es auch nicht kompliziert sein. Sie müssen nur darauf achten, diszipliniert und engagiert genug zu sein, um sie durchzuziehen. Sie werden nicht sofort Erfolge sehen. Sie dürfen deshalb aber nicht frühzeitig den Mut verlieren. Es geht um eine nachhaltige und dauerhafte Änderung Ihres Körpers. Es wird Ihnen aber natürlich helfen, wenn Sie sich mit dem Wissen von bestimmten Tipps und Tricks ausrüsten, die Ihnen vielleicht helfen werden, erfolgreich zu sein.

Viel Schlafen

Sie werden es vielleicht nicht glauben, aber genügend Schlaf spielt bei der Wirksamkeit der Keto-Diät eine große Rolle. Je weniger guten Schlaf Sie bekommen, desto schwieriger wird es für Ihren Köper sein, den Keto-Vorgang durchzuführen. Außerdem ist es auf vielen Ebenen sehr von Vorteil, gut zu schlafen. Ihr Ziel sollte immer sein, jede Nacht zwischen sieben und neun Stunden zu schlafen. Beständigkeit ist der Schlüssel.

Regelmäßiger Sport

Sie sollten immer einen Trainingsplan für regelmäßige Bewegung bereit haben, wenn Sie bei Ihrer Schlankheitskur langfristigen, zukunftsfähigen Erfolg erzielen wollen. Es genügt nicht, dass Sie ihren Konsum von Kohlenhydraten einschränken. Sie müssen auch darauf achten, dass sie mindestens 30 bis 60 Minuten am Tag, drei bis viermal die

Woche, dynamische Körperbewegung ausführen. Ihr Körper ist für körperliche Bewegung vorgesehen. Ihren Körper nicht zu benutzen, um leistungsfähig und aktiv zu sein, wäre ein Versäumnis Ihrerseits. Versuchen Sie, bis an die Grenzen Ihres Körpers zu gehen, um zu sehen, wie stark Sie wirklich sind.

Trinken Sie genug

Ausreichend trinken spielt ebenfalls eine große Rolle, um mit der Keto-Diät erfolgreich zu sein. Sie müssen daran denken, dass Ihr Körper zu etwa 73% aus Wasser besteht. Das bedeutet, dass Wasser einen Einfluss auf Ihre Leber, in welcher die Ketonen hergestellt werden, hat. Es hat auch Auswirkungen auf Ihre Nieren, wo Ihre Nährstoffe verarbeitet werden. Wasser beeinflusst zudem auch Ihr Verdauungssystem und Ihr Lymphsystem. Im Grunde genommen ist Wasser Leben. Es ist also wichtig, dass Sie über den Tag verteilt genug trinken.

Berechnen Sie Ihre Makros

Dieses ist wahrscheinlich die intensivste Seite der Keto-Diät – Ihre Makros zu berechnen. Aber was sind Makros eigentlich genau? Makros, oder Makronährstoffe, sind Proteine, Kohlenhydrate und Fette, aus denen Ihre Diät zusammengesetzt ist. Es ist auch wichtig, den Überblick über die Kalorien, welche Sie jeden Tag zu sich nehmen, nicht zu verlieren. Um das erfolgreich zu meistern, sollten Sie vielleicht eine Küchenwaage und ein Fitness App, wie MyFitnessPal oder Fitbit, anschaffen, die Ihnen dabei helfen, die Makros Ihrer zu sich genommenen Speisen, auszurechnen.

Das scheint zwar am Anfang sehr kompliziert zu sein, aber mit der Zeit werden Sie keine Apps mehr brauchen, weil Sie sich dann selbst ausrechnen können, wie viele Makros Sie pro Mahlzeit essen müssen. Das ist wichtig, da Sie sich vergewissern wollen, dass Sie nicht mehr Kalorien zu sich nehmen, als Sie sollten, und dass Sie nicht den Tagesbedarf der Kohlenhydrate überschreiten.

Keto-konforme Zutaten

Bei der Keto-Diät gilt normalerweise die Faustregel, dass Sie viel Fett, etwas Protein, und nur sehr kleine Mengen an Kohlenhydraten essen sollten. Es ist jedoch nicht immer so einfach. Wenn Sie gerade anfangen, und Sie noch dabei sind, sich mit der Keto-Diät vertraut zu machen, werden Sie sich bemühen müssen, die Übersicht über so viele Dinge zu behalten. Sie müssen sehr viele Nahrungsmittel vermeiden, um dafür zu sorgen, dass Ihr Körper den Zustand der Ketose erreicht. Wenn Sie einen Fehler begehen, und sich vertun, könnte es sich für die Zielsetzung Ihrer Diät als verlustreich erweisen.

Sollten sie jemals im Unklaren, oder verwirrt, sein, von welchen Nahrungsmitteln Sie mehr essen sollten, und welche Sie vermeiden sollten, wenden Sie sich gelegentlich an diese Liste:

Fett (eine große Menge)

- Avocado Öl
- Olivenöl
- Kokosöl
- Butter
- Schlagsahne
- Sonnenblumenöl
- Distelöl (Saflor Öl)
- Maiskeimöl
- Walnüsse

- Mandeln

- Leinsamen und Chiasamen

- Ungesüßte Nussbutter (Mandel oder Erdnuss)

- Cashewnuss

- Pistazien

- Cheddar Käse

- Blauschimmelkäse

- Fetakäse

Protein (in Maßen)

- Weidefleisch

- Fisch, besonders fetter Fisch, wie Lachs

- Dunkles Hähnchenfleisch

- Schinkenspeck

- Helles Hähnchenfleisch

- Garnelen

Kohlenhydrate (geringer Verzehr)

- Avocado

- Blattgemüse

- Sellerie

- Spargel

- Lauch/Porree

- Spaghettikürbis

- Aubergine

Glücklich Leben mit Keto

Nun, das ist im Grunde alles, was Sie wissen müssen, damit Ihre Keto-Lebensweise erfolgreich wird. Schlussendlich möchten Sie sicherstellen, dass Sie Ihr Leben voll auskosten. Das bedeutet, dass Sie Ihren Teil dazu beitragen, dass Sie Ihre allgemeine Gesundheit und Ihr Wohlbefinden behalten. Andererseits wollen Sie nicht auf das Vergnügen und die Freude verzichten, die Sie genießen, wenn Sie sich mit einem köstlichen Gaumenschmaus verwöhnen. Das ist genau der Grund, warum die Keto-Diät so viele Menschen anzieht. Sie brauchen sich nicht die köstlichen Leckereien vorenthalten, die Ihr Herz höherschlagen lassen und Ihre Sinne ergötzen.

Dieses Buch soll Ihnen einen Einblick in die Unendlichkeit der Keto-Diät Landschaft geben. Mit etwas Einfallsreichtum werden Sie alle möglichen Gerichte herstellen können, die Keto-konform und gleichzeitig außerordentlich gut schmecken! Nur weil Sie die Keto-Diät in Angriff nehmen, heißt es noch lange nicht, dass Sie Ihren Geschmack für Ihre kleinen Gaumenfreuden aufs Spiel setzen müssen. Nur von jetzt an brauchen Ihre Leckerbissen nicht mehr so sündhaft zu sein.

Also stürzen wir uns sofort auf die Rezepte!

Keto Schoko-Kekse

Kekse haben bei den Menschen schon immer einen besonderen Platz im Herzen gehabt – besonders bei denen, die dem Süßen kaum widerstehen können. Man hat Ihnen aber immer gesagt, dass Sie nicht zu viele Kekse essen durften. Obwohl sie wunderbar schmecken, können sie gesundheitsschädigend und schlecht für die schlanke Linie sein, wenn Sie zu viel des Guten naschen. Kekse sind überladen mit Zucker und Kohlenhydraten, durch welche Sie schnell zunehmen. Sie werden jedoch noch sündhafter, wenn Sie Toppings und Aromen hinzufügen, um Ihre Kekse noch lebhafter zu machen. Glücklicherweise ist hier ein Keto-konformes Rezept für Kekse, die Sie sich ruhig gönnen können, ohne Ihren ketogenen Zustand zu beeinträchtigen.

Portionen: 12 Kekse

Zubereitungszeit: 10 Minuten

Backzeit: 10 Minuten

Makros pro Portion:

- Energie: 168 kcal

- Kohlenhydrate: 2,5 g

- Fett: 17,3 g

- Protein: 4 g

Zutaten:

- 100 g gesalzene Butter

- 1 TL Vanilleextrakt

- 130 g Erythrit

- 1 großes Ei

- 170 g Mandelmehl

- ½ TL Xanthan

- ½ TL Backpulver

- ¼ TL Salz

- 85 g zuckerfreie Schokoladenstückchen oder rohe Kakaonibs

Anleitung:

1. Den Ofen auf 180°C vorheizen.

2. Butter 30 Sekunden bei mittlerer Hitze in der Mikrowelle schmelzen lassen. Nicht zu heiß werden lassen.

3. Butter und Erythrit in eine Schüssel geben und geschmeidig rühren.

4. Vanille und Ei dazugeben und 15 Sekunden weiterrühren.

5. Mandelmehl, Backpulver, Salz und Xanthan hineinmischen, und wieder 15 Sekunden rühren.

6. Den Teig zusammenkneten und aus der Schüssel nehmen. Die Schokoladenstücken mit den Händen in den Teig kneten.

7. Den Teig in 12 gleich große Stücke teilen, und sie auf dem Backblech zu kleinen runden Keksen flach drücken. Das Backblech in den Ofen schieben, und etwa 10 Minuten backen.

8. Sobald die Kekse fest und braun sind, sie eine Weile abkühlen lassen.

Guten					Appetit!

Keto Kroketten

Wer liebt Kroketten schon nicht? Sie sind praktisch der beliebteste Snack für Schulkinder, die etwas Füllendes und Leckeres suchen. Aber Kartoffelkroketten sind sehr kohlenhydratreich, da sie hauptsächlich aus Kartoffeln bestehen. Daher ist eine herkömmliche Krokette nicht Keto-konform. Aber dieses Rezept ändert alles. Anstatt der Kartoffeln, wird in diesem Rezept Blumenkohl benutzt. Er ist eine relativ kohlenhydratarme Zutat, die trotzdem dieselbe Art von Beschaffenheit und Festigkeit erreichen kann wie die Kartoffel.

Portionen: 6

Zubereitungszeit: 5 Minuten

Kochzeit: 15 Minuten

Makros pro Portion:

- Energie: 145 kcal

- Kohlenhydrate: 4 g

- Fett: 11 g

- Protein: 7 g

Zutaten:

- ca. 700 g gepresster Blumenkohl (etwa 1 Kopf)

- 60 ml Olivenöl

- 1 großes Ei

- 150 g Mozzarella

- 2 Knoblauchzehen

- ¾ TL Salz

Anleitung:

1. Den gepressten Blumenkohl in einen großen Wok geben, und ihn mit

Olivenöl auf mittlerer Flamme erhitzen. Den Blumenkohl kochen, bis er weich und leicht gebräunt ist. Darauf achten, dass die Flüssigkeit im Wok ganz vertrocknet ist.

2. In einer großen Schüssel das Ei schlagen. Mozzarella, Knoblauch und Salz hinzugeben.

3. Den Inhalt der Schüssel in den Wok geben, und ihn unter den heißen, gepressten Blumenkohl mengen. Es ist sehr wichtig, dass Wok und Blumenkohl noch heiß sind, so dass der Käse in der Mischung schmilzt.

4. Die Hitze sollte den Käse schmelzen und ihn eine klebrige Beschaffenheit entwickeln lassen.

5. Die ganze Mischung vom Herd nehmen und in sechs gleichgroße

Stücke teilen, und zu flachen Frikadellen formen, sodass sie gleichmäßig durch und gar werden.

6. Eine breite Pfanne nehmen und das restliche Öl auf mittlerer Flamme erhitzen. Die Kroketten einzeln in einer einzigen Schicht in die Pfanne geben. Jede Krokette auf beiden Seiten etwa zwei Minuten braten, bis sie goldbraun ist.

7. Sobald alle Kroketten fertig gebraten sind, diese beiseitelegen und abkühlen lassen.

Guten Appetit!

Schinkenspeck Guacamole Bomben

Schinkenspeck? Super! Guacamole? Super! Schinkenspeck und Guacamole zusammen in einer unglaublichen Zubereitung? Atemberaubend! Das ist genau das, was dieses Rezept ist. Es wird so sättigend und köstlich sein, dass Sie danach vielleicht sogar ein schlechtes Gewissen haben. Aber Sie brauchen sich nicht zu schämen. Dieser Keto-konforme Snack wird beim nächsten Treffen mit Familie und Freunden großen Anklang finden. Obendrein werden die Nährstoffe der Guacamole und des Schinkenspecks Ihnen guttun.

Portionen: 15 Bomben

Zubereitungszeit: 10 Minuten

Kochzeit: 45 Minuten

Makros pro Portion:

- Energie: 156 kcal

- Kohlenhydrate: 1,5 g

- Fett: 15,2 g

- Protein: 3,4 g

Zutaten:

- 100 g Avocado

- 55 g weiche Butter (Zimmertemperatur)

- 2 Knoblauchzehen

- 1 feingehackte Chilischote

- 35 g gehackte weiße Zwiebel

- 1 EL frischer Limettensaft

- 2 EL Koriander, gehackt

- 120 g Schinkenspeck, in Scheiben geschnitten

- Salz und Pfeffer, nach Geschmack

Anleitung:

1. Ofen auf 190°C vorheizen. Ein Backblech mit Backpapier belegen. Die Schinkenspeck Scheiben nehmen und flach auf das Backpapier legen. Darauf achten, dass zwischen den Scheiben etwas Abstand bleibt.

2. Backblech in den Ofen schieben, und es etwa 10 bis 15 Minuten backen, oder solange, bis der Schinkenspeck goldbraun ist. Es kommt auf die Dicke der einzelnen Schinkenspeck-Scheiben an, wie lange es dauert. Sobald sie gebräunt sind, aus dem Ofen nehmen und beiseitelegen. Den Schinkenspeck abkühlen lassen.

3. Avocado nehmen und in zwei Hälften schneiden. Den Kern entfernen, und

die Haut abschälen. Avocado, Knoblauch, Butter und Chilischote in eine große Schüssel geben. Koriander und Limettensaft dazugeben und gut vermischen. Den Schaleninhalt mit Salz und Pfeffer würzen.

4. Mit einem Kartoffelstampfer oder einer Gabel die Avocado-Mischung zerdrücken, bis sie eine glatte Beschaffenheit hat.

5. Das Fett vom Backblech, worauf der Schinkenspeck gekocht wurde, nehmen, und in die Schüssel mit der zerstampften Avocado schütten, und gut mischen. Die Schüssel zudecken und etwa 20 bis 30 Minuten in den Kühlschrank stellen.

6. Nun den gekochten Schinkenspeck, welcher als „Panade" der Guacamole-Bomben benutzt werden soll,

zubereiten. Den Schinkenspeck in Mini-Stückchen kleinhacken.

7. Die gestampfte Avocado oder Guacamole-Mischung aus dem Kühlschrank nehmen und sie in sechs gleich große Portionen teilen. Die Portionen zu Bällen formen. Bälle in den Speckstückchen rollen. Der Speck soll an den Bällen kleben bleiben.

Guten Appetit!

Knuspriger Rosenkohl mit Schinkenspeck

Wer sagt, dass Rosenkohl eines der schlechtesten Lebensmittel der Welt ist? Wahrscheinlich hat man Sie noch nie mit den vielen Zubereitungsweisen, welche den Rosenkohl unglaublich köstlichen machen, vertraut gemacht. Und was ist das Beste an diesen wundervollen Mini-Kohlköpfen? Sie sind unglaublich sättigend und haben ganz niedrige Kalorien- und Kohlenhydratwerte. Außerdem fügen sie eine sehr eigene Beschaffenheit hinzu, die nicht sehr viele andere Nahrungsmittel nachmachen können. Dieses Rezept ist als idealer Snack geeignet, den sie naschen können, während Sie an einem entspannten Samstagnachmittag fernsehen.

Portionen: 5 Minuten

Zubereitungszeit: 5 Minuten

Kochzeit: 20 Minuten

Makros pro Portion:

- Energie: 250 kcal

- Kohlenhydrate: 11 g

- Fett: 19 g

- Protein: 6 g

Zutaten:

- 4 Scheiben Schinkenspeck

- 500 g halbierter Rosenkohl

- 3 EL natives Olivenöl

- ¾ TL Salz

- ¼ TL schwarzer Pfeffer

- 2 EL Balsamessig

Anleitung:

1. Eine große Sautépfanne nehmen und einige Scheiben Schinkenspeck bei mittlerer Hitze braten. Darauf achten, dass zwischen den einzelnen Scheiben etwas Abstand besteht. Braten, bis beide Seiten knusprig und braun sind.

2. Sobald der Schinkenspeck fertig gebraten ist, ihn auf trockenem Küchenpapier beiseitelegen, damit überschüssiges Fett aufgesaugt wird. Fett, das in der Pfanne zurückblieb, behalten und nicht wegschütten.

3. 2 EL Olivenöl zu dem Schinkenspeck Fett in die Sautépfanne geben. Pfanne herumschwenken und das Öl erhitzen. Rosenkohl in die Pfanne dazugeben, und bei mittlerer Hitze zubereiten. Rosenkohl nach Geschmack mit Salz und Pfeffer würzen.

4. Rosenkohl einschichtig in die Pfanne legen. Für vier bis fünf Minuten, oder bis sie ganz braun sind, braten. Den Rosenkohl wenden und denselben Bräunungsvorgang auf der anderen Seite wiederholen.

5. Während der Rosenkohl in der Spanne ist, die Zeit ausnutzen, um die Schinkenspeck Scheiben in kleine Stückchen zu schneiden.

6. Den Balsamessig und den restlichen EL Olivenöl zu dem Rosenkohl geben, und weitere zwei Minuten kochen.

7. Die Speckstückchen in die Pfanne zurückgeben, und das ganze Gericht gut mischen.

Guten Appetit!

Keto Sushi

Es gibt einen guten Grund, warum die japanische Küche eine der beliebtesten in der Welt ist. Sie ist einfach fantastisch, nicht wahr? Wer kann schon einer gelegentlichen guten Portion Sushi widerstehen? Perfekt angerichtetes Sushi ist eine der besten Sachen, die Sie je in Ihrem Leben essen können. Aber Sushi ist zufällig auch mit einer Menge Reis gefüllt... daher ist es kohlenhydratreich. Wenn Sie der Keto-Diät folgen, bedeutet das, dass es sehr unwahrscheinlich ist, dass Sie sich überhaupt Sushi gönnen... es sei denn, Sie benutzen dieses Rezept. Bloß weil Sie die Keto-Diät machen, bedeutet das nicht, dass Sie auf den Geschmack Japans verzichten müssen. Hier ist ein ganz einmaliges Keto-Sushi Rezept, welches Sie benutzen können, wenn Sie Heißhunger auf das traditionelle japanische Lieblingsgericht haben.

Portionen: 3

Zubereitungszeit: 15-20 Minuten

Kochzeit: 0 Minuten

Makros pro Portion:

- Energie: 353 kcal

- Kohlenhydrate: 6 g

- Fett: 26 g

- Protein: 19 g

Zutaten:

- 450 g gestampfter Blumenkohl

- 170 g Rahmkäse (Zimmertemperatur)

- 2 EL Reisessig

- 5 Nori-Blätter

- 1 EL Soja Sauce

- Hälfte einer mittelgroßen Avocado

- 1 mittelgroße Gurke

- 140 g Räucherlachs

Anleitung:

1. Zuerst den gestampften Blumenkohl zubereiten. Um das zu machen, nehmen Sie den Blumenkohl und zerteilen Sie diesen in Röschen

2. Die Röschen nehmen und in eine Küchenmaschine geben. Dann mit der Pulsfunktion den Blumenkohl zerkleinern, bis er die Beschaffenheit von richtigem Reis erreicht.

3. Die beiden Enden der Gurke abschneiden. Die Gurke aufrecht stellen, und alle Seiten so abschneiden, dass das Samengehäuse übrigbleibt. Das Innere der Gurke (die Samen)

wegwerfen, und zwei Seiten in kleinere Streifen schneiden. Danach die Gurkenstreifen zum Abkühlen in den Kühlschrank stellen.

4. Einen Topf bei mittlerer Hitze erhitzen. Den gestampften Blumenkohl in den Topf geben und kochen. Den Blumenkohl-Reis mit etwa einem EL Soja Sauce würzen.

5. Sobald der Blumenkohl Reis gekocht ist, ihn eine Minute beiseitelegen. Eine neue Schüssel nehmen, und den Blumenkohl Reis mit dem Rahmkäse und Reisessig vermischen. Die Schüsselzutaten beiseitelegen und vorläufig in den Kühlschrank setzen.

6. Während die Reismischung abkühlt, die Frucht schälen und die Avocado in dünne Streifen schneiden.

7. Eine Sushi Rollmaschine nehmen, und ein Nori-Blatt darauflegen. Darauf achten, dass das Nori-Blatt ganz flach in der Rollmaschine liegt. Um zu verhindern, dass die Rollmaschine auf der Arbeitsfläche herumrutscht, können Sie es vorher mit Frischhaltefolie umwickeln.

8. Die Blumenkohl-Reis Mischung nehmen, und etwas davon ganz auf dem Nori-Blatt verteilen. Darauf achten, dass die Reis-Schicht dünn ist, und am oberen Ende des Blattes etwa 2 ½ cm frei lassen.

9. Avocado, Gurke und Lachsstreifen in die Rollmaschine geben, und es nach persönlichem Geschmack aufschichten.

10. Die Sushi Rollmaschine benutzen, um das Sushi stramm aufzurollen. Wenn

Sie Anfänger sind, können Sie sich für zusätzliche Anleitungen einige YouTube Lernprogramme ansehen.

11. Mit eingemachtem Ingwer, Mayonnaise oder Wasabi servieren.

Guten Appetit!

Keto-konforme Brezel Happen

Brezeln sind schon seit eh und je für viele Menschen auf der Welt ein beliebter Happen. Einer der eigenartigsten Qualitäten der Brezel ist ihre Vielfältigkeit. Es ist ein herzhaftes Gebäck, das man mit Kondimenten wie Senf und Ketchup paaren kann, aber man kann es genauso als perfekte Grundlage für Beläge wie Käse servieren, oder es als Begleitung für Obst und den Dessertwagen benutzen. Unglücklicherweise sind traditionelle Brezeln alles andere als Keto-konform. Wenn sie jedoch Heißhunger auf Brezeln haben, dann liegen Sie mit diesem Rezept genau richtig, besonders wenn Sie ein Käseliebhaber sind.

Portionen: 8

Zubereitungszeit: 15 Minuten

Kochzeit: 15 Minuten

Makros pro Portion:

- Energie: 320 kcal

- Kohlenhydrate: 8 g

- Fett: 24 g

- Protein: 18 g

Zutaten:

- 340 g entrahmter, schnittfester, geriebener Mozzarella

- 55 g Rahmkäse

- 3 mittelgroße Eier

- 190 g Mandelmehl

- 1 EL Backpulver

- 1 EL Salz

Anleitung:

1. Ofen auf 200°C vorheizen. Währenddessen das Backblech mit

einer Backmatte oder Backpapier belegen.

2. 190 Gramm Mandelmehl und 1 EL Backpulver in eine mittelgroße oder große Schüssel geben und gut mischen. Dann beiseitelegen.

3. Mozzarella und Rahmkäse in eine mikrowellentaugliche Schüssel geben. Darauf achten, dass der Rahmkäse in der Schüssel unten liegt, mit dem Mozzarella obenauf. Der Grund dafür ist, dass der Mozzarella die meiste Einwirkung der Mikrowelle bekommen sollte.

4. Den Käse in der Mikrowelle 30 Sekunden bei Maximalleistung schmelzen lassen. Sobald der Käse etwas geschmolzen ist, die Schüssel aus der Mikrowelle nehmen und gut rühren. Danach die Schüssel in die

Mikrowelle zurückgeben und den Vorgang in 30 sekündigen Abständen wiederholen, sodass der Käse durch und durch schmilzt, ohne anzubrennen.

5. Sobald der Käse ganz geschmolzen ist, ihn mit dem Mehlgemisch und den Eiern in eine Küchenmaschine geben. Mit der Pulsfunktion auf hoher Geschwindigkeit verarbeiten, bis der Teig die richtige Beschaffenheit erreicht hat.

6. Bitte beachten Sie, dass es normal ist, dass der Teig sich sehr klebrig anfühlt.

7. Ein Nudelbrett in etwas Klarsichtfolie einwickeln – darauf achten, dass sie straff sitzt, und dass die Unterseite auch ganz eingewickelt ist, so dass das Nudelbrett nicht beim Ausrollen herumrutscht. Die Klarsichtfolie fügt

Reibung und Unnachgiebigkeiten auf der Unterseite zu, und verhindert auch, dass der Teig am Nudelbrett klebt.

8. Den Teig in acht gleichgroße Stücke teilen. Aus jedem Stück eine Wurst rollen, die etwa 2 ½ cm dick ist.

9. Den Teig in 2 cm lange Stücke schneiden. Wenn er einheitlich geschnitten wird, sollten im Ganzen zwischen etwa 70 bis 75 Häppchen erzeugt werden. Die Häppchen auf das vorbereitete Backblech legen.

10. Ein Ei nehmen, und es in einer Schüssel aufschlagen. Das Ei verquirlen, um es zum Bepinseln der Brezeln zu benutzen. Die Oberfläche der Brezeln gründlich mit Ei bestreichen. Nach Geschmack mit Salz würzen.

11. Die Brezeln etwa 12 Minuten backen, bis sie goldbraun geworden sind. Sobald sie braun sind, den Ofen auf die Grill-Funktion umstellen, und die Brezeln noch etwa 2 Minuten backen. Dadurch werden die Brezeln auf der Außenseite knusprig. Jedoch darauf achten, dass die Brezeln nicht anbrennen.

12. Die Brezeln aus dem Ofen nehmen, und abkühlen lassen.

Guten Appetit!

Paprika Nachos

Naschkatzen auf der ganzen Welt lieben Nachos. Egal, ob sich die ganze Familie bei einem Filmabend um den Fernseher versammelt hat, oder Sie bei einer Party oder an einer Bar etwas naschen wollen – mit Nachos liegen Sie nie falsch. Nun, die einzige Art mit Nachos falsch zu liegen, ist, wenn sie versuchen, den Zustand der Ketose zu erreichen. Leider ist der Hauptbestandteil der Nachos Mais-Chips, die sehr kohlenhydratreich sich – etwas, dass Sie ständig vermeiden müssen.

Aber manchmal sehnt man sich eben nach dem Käsegeschmack und dem knusprigen Erlebnis köstlicher Nachos. Deswegen ist dieses Rezept so toll für Sie, wenn sie der Keto-Diät folgen. Die Mais-Chips werden durch Paprikaschoten ersetzt, die sehr kalorien- und kohlenhydratarm sind. Eine prima Kombination für alle Keto-Diäthalter. Aber seien Sie gewarnt: Es ist sehr wahrscheinlich, dass diese Paprika-Nachos der absolute Mittelpunkt jeder Feier sein werden.

Portionen: 4

Zubereitungszeit: 5 Minuten

Kochzeit: 20 Minuten

Makros pro Portion:

- Energie: 260 kcal

- Kohlenhydrate: 8 g

- Fett: 20 g

- Protein: 13 g

Zutaten:

- 2 mittelgroße Paprikaschoten

- 1 EL Olivenöl

- ¼ TL Chilipulver

- ¼ TL Kreuzkümmel (gemahlen)

- 60 g Guacamole

- 60 g Pico de Gallo

- 115 g Rinderhackfleisch (80% Magerfleisch)

- 115 g mexikanischer Käse (gerieben)

- 2 EL saure Sahne

- Koscher Salz

Anleitung:

1. Die Paprikaschoten in sechs gleichgroße Stücke schneiden und putzen. Die Paprikastücke in eine mikrowellentaugliche Schüssel geben, und einen Spritzer Wasser und eine Prise Koscher Salz dazugeben.

2. Die Schüssel abdecken, und die Stücke etwa vier Minuten in der Mikrowelle kochen, bis sie weich und biegsam sind. Dann diese aus der Mikrowelle herausnehmen und abkühlen lassen.

3. Ein Backblech nehmen und mit Alufolie belegen. Die Paprikascheiben mit der Schnittseite nach oben auf der Alufolie verteilen. Das Blech vorläufig beiseitelegen.

4. Eine große beschichtete Bratpfanne nehmen, und bei mittlerer Hitze erhitzen. Chilipulver und Kreuzkümmel in die Pfanne geben, und kochen bis es duftet. Das sollte ungefähr 30 Sekunden dauern. Das Hackfleisch hinzugeben, und rühren, sodass es in mundgerechte Stücke zerfällt. Mit Salz würzen, und etwa

vier Minuten kochen, oder bis es braun gebraten ist.

5. Die Grillpfanne vorheizen. Auf jedes Stück Paprika etwas Hackfleisch löffeln. Käse darüber verteilen, und grillen, bis der Käse ganz geschmolzen ist. Das sollte etwa eine Minute dauern. Darauf achten, dass der Käse nicht während des Grillens anbrennt.

6. Guacamole und Pico de Gallo auf die Nachos geben. Saure Sahne darüber träufeln. Heiß servieren.

Guten Appetit!

Keto-Salat Sandwiches

Sie haben vielleicht bemerkt, dass eines der Lebensmittel, auf welches Sie während der Keto-Diät verzichten müssen, Brot ist. Es ist in der normalen westlichen Diät ein so klassisches Grundnahrungsmittel, dass man es sich nicht vorstellen kann, einen ganzen Tag kein Brot zu essen. Seit einer halben Ewigkeit ist für viele westliche Menschen Brot die Hauptquelle ihrer Kohlenhydrate. Es ist jedoch in Wirklichkeit voll von industriell verarbeiteten Kohlenhydraten, die für die Schlankheitskur schlecht sind. Das ist der Grund, warum Sie nicht viele Rezepte für Sandwiches finden, während Sie der Keto-Diät folgen.

Aber dieses hier könnte etwas anders sein. Na klar, Sie werden kein Brot essen. Aber im Grunde genommen können Sie immer noch ein Sandwich essen. Es ist vielleicht nicht die

Art, an die Sie normalerweise gewöhnt sind. Aber das ändert nichts an der Tatsache, dass dieses ein sehr wohltuender und füllender Happen ist, der zwischen reichen Gerichten gut schmeckt.

Portionen: 1

Zubereitungszeit: 5 Minuten

Kochzeit: 0 Minuten

Makros pro Portion:

- Energie: 375 kcal
- Kohlenhydrate: 3 g
- Fett: 34 g
- Protein: 10 g

Zutaten:

- 55 g Eisberg Salat oder Romana Salat
- 15 g Butter, Raumtemperatur

- 30 g Käse nach Geschmack

- ½ Avocado

- 1 gewürfelte Kirschtomate

Anleitung:

1. Den Salat gründlich waschen, und auseinanderreißen, um das „Brot" für das Sandwich zu bereiten.

2. Die Butter auf das Salat-„Brot" streichen.

3. Käsescheiben, Avocado Scheiben und gewürfelte Tomate auf ein Salatblatt geben, und das andere Blatt darauflegen, und das Sandwich ist fertig.

Guten Appetit!

Buffalo Zucchini Boote

Diese Buffalo Chicken Wings, mit welchen Sie sich so gerne verwöhnen, wenn Sie sonntagabends im Fernsehen Fußball anschauen, oder unterwegs sind beim Trinkgelage mit Ihren Kameraden, sind köstlich. Leider sind sie aufgrund der Panade mit Kohlenhydraten und unerwünschten Kalorien überladen. Aber es lässt sich nicht bestreiten, dass diese kleinen Happen himmlisch schmecken, wenn man sich nach einem würzigen kleinen Kick sehnt. Glücklicherweise können Sie genau denselben Geschmack eines Buffalo Chicken Wings genießen, obwohl sie der Keto-Diät folgen. Sie können sogar Zucchini dazugeben, um es knuspriger und den Geschmack vielschichtiger zu machen.

Portionen: 4

Arbeitszeit: 15 Minuten

Kochzeit: 40 Minuten

Makros pro Portion:

- Energie: 410 kcal

- Kohlenhydrate: 3 g

- Fett: 21 g

- Protein: 21 g

Zutaten:

- 4 mittelgroße Zucchini

- 2 EL Olivenöl

- ca. 350 g gekochte Hühnerbrust, in grobe Fasern gezupft

- 300 g griechischer Naturjoghurt

- 3 Knoblauchzehen, gepresst

- ¼ rote Zwiebel, gehackt

- 75 ml Tabasco Sauce

- 160 g Cheddar Käse, gerieben

- 60 ml Ranch-Dressing

- Frühlingszwiebeln, feingeschnitten, für die Garnitur

Anleitung:

1. Den Ofen auf 200°C vorheizen. Ein großes Backblech ölen und vorläufig beiseitelegen.

2. Zucchinis längs halbieren, und darauf achten, dass sie alle gleichmäßig geschnitten sind. Einen Löffel nehmen, und das Innere aushöhlen. Etwa 1 cm Rand lassen, damit ein Boot daraus gemacht werden kann. Die ausgehöhlten Zucchinis auf das Backblech legen und das Blech vorläufig beiseitelegen.

3. Einen EL Olivenöl in eine mittelgroße Pfanne geben und sie auf eine mittlere Stufe erhitzen. Zwiebeln und Knoblauch etwa drei bis vier Minuten schwitzen lassen, bis die Zwiebeln glasig werden. Sobald sie so weit sind, die Mischung von der Pfanne in eine große Schüssel geben.

4. Geriebenen Käse, gekochtes Hähnchen, Ranch-Dressing, Tabasco Sauce und griechischen Joghurt hinzufügen. Die Zutaten in der Schüssel gut vermischen, weil dies die Hähnchenfüllung für die Zucchini Boote sein wird.

5. Mit einem kleinen Löffel vorsichtig die Buffalo Chicken Füllung in die ausgehöhlten Zucchinis geben. Die Oberfläche jedes Bootes mit dem restlichen Käse bestreuen.

6. Die Zucchini Boote mit Alufolie abdecken und 45 Minuten backen, oder solange, bis der Käse geschmolzen ist. Darauf achten, den Käse nicht zu lange zu backen, um ihn nicht anbrennen zu lassen. Sobald die Zucchinis anfangen, weich zu werden, die Folie von den Booten entfernen.

7. Den Ofen auf Grillfunktion umstellen, und die Boote 2 bis 3 Minuten darunter grillen lassen.

8. Sobald der Käse goldbraun ist, die Boote vom Ofen entfernen, und mit Frühlingszwiebeln garnieren.

Guten Appetit!

Keto Chips

Wann immer Sie auf einer Party sind, und Sie an einen Snack denken, den sie gerne knabbern, während Sie etwas trinken, woran denken Sie? Wenn Sie Zuhause Sport im Fernsehen anschauen, und Sie sich hungrig fühlen, wonach greifen Sie? Chips. Viele Menschen nennen moderne Chips Junkfood. Das hat einen Grund. Diese Chips beinhalten ganz viele Transfette und Kohlenhydrate, und sie tragen zu der Epidemie Fettsucht bei. Egal ob Sie auf der Keto-Diät oder nicht, es ist immer besser, Chips zu meiden.

Aber man kann nicht bestreiten, dass man ab und zu richtig Lust auf köstliche, salzige Chips hat. Und glücklicherweise ist hier auch ein Keto Rezept für diesen geliebten Snack. Der Hauptbestandteil für diese Chips ist nicht Kartoffel, sondern wir benutzen tatsächlich

Käse. Und gibt es wirklich jemanden, der Käse nicht mag?

Portionen: 4

Zubereitungszeit: 5 Minuten

Kochzeit: 10 Minuten

Makros pro Portion:

- Energie: 230 kcal
- Kohlenhydrate: 2 g
- Fett: 19 g
- Protein: 13 g

Zutaten:

- 250 g Cheddar, Provolone oder Edamer Käse
- Paprikapulver, nach Geschmack

Anleitung:

1. Den Ofen auf 200°C vorheizen.

2. Ein Backblech nehmen und es mit Backpapier belegen.

3. Den geriebenen Käse in kleinen Häufchen auf das Backpapier setzen. Darauf achten, dass sich die Käsehäufchen nicht berühren.

4. Die Käse-Chips mit Paprikapulver bestreuen, und etwa zehn Minuten im Ofen backen. Manche könnten schneller fertig gebacken sein, je nachdem wie dünn sie sind. Es ist wichtig, den Käse im Auge zu behalten, um sich zu verhindern, dass er anbrennt.

5. Sobald sie gebacken sind, das Backblech aus dem Ofen nehmen, und zum Kühlen beiseitelegen.

6. Chips können als natur, oder mit einem Keto-gerechten Dip, serviert werden.

Guten Appetit!

Keto Eier Muffins

Ein Eier Muffin ist ohne Frage einer der beliebtesten Frühstück Bestandteile aller Zeiten, besonders in der westlichen Welt. Er ist eine vielgeliebte Frühstückszutat, die auch zum Naschen zwischen den Mahlzeiten ideal ist, weil er so einfach und köstlich ist. Wie jedoch alle guten Dinge im Leben, sind Eier Muffins voll von schädlichen, nicht organischen Zutaten. Sie sind sehr kohlenhydratreich, was die Keto-Richtlinien verletzt, und sie können verhindern, dass Sie Ihre Gesundheits- und Wohlfühlziele erreichen.

Dieses Rezept ist eines der revolutionärsten Keto-Rezepte, auf die Sie jemals stoßen werden. Wenn es Ihnen je danach ist, einen Eier Muffin zwischen Ihren Mahlzeiten zu knabbern, oder Sie wollen ihn zum Frühstück essen, dann hält Ihnen dieses Rezept den

Rücken frei, lieber Leser. Es ist unglaublich einfach, und man braucht kein Genie zu sein, um es perfekt zuzubereiten. Ob Sie ihn schubweise oder als eine Einzelportion backen, dieses Rezept wird Ihre Begierden erfüllen.

Portionen: 6

Zubereitungszeit: 5 Minuten

Kochzeit: 20 Minuten

Makros pro Portion:

- Energie: 335 kcal

- Kohlenhydrate: 2g

- Fett: 26 g

- Protein: 23 g

Zutaten:

- 170 g Käse nach Belieben (vorzugsweise Cheddar oder Edamer – gerieben)

- 12 mittelgroße Eier

- 140 g gewürfelter Schinkenspeck

- 2 EL Pesto (nach Belieben)

- 2 feingehackte Frühlingszwiebeln

- Salz und Pfeffer

Anleitung:

1. Den Ofen auf 180°C vorheizen.

2. Eine Muffinform nehmen und die Mulden mit Anti-Haft Backförmchen auslegen. Anderenfalls eine Silikon Muffinform mit Butter oder Backtrennspray einfetten.

3. Frühlingszwiebel und Schinkenspeck auf dem Boden der Förmchen verteilen.

4. Eier in eine große Schüssel schlagen. Mit Pesto, Salz und Pfeffer verquirlen.

5. Käse in die Eiermischung geben, und gründlich vermischen.

6. Teig in die Muffin Förmchen oder die Muffinform gießen, dabei Speck und Zwiebeln bedecken.

7. Im Ofen zwischen etwa 15 und 20 Minuten backen.

Guten Appetit!

Keto Knoblauchbrot

Ob Sie es als Vorspeise, Beilage oder nur als Snack am Mittag essen, Knoblauchbrot hat so etwas Behagliches an sich. Der verführerische Duft des zubereiteten Knoblauchs lockt Sie an, während die knusprige, braune, käsige Außenseite Sie verführt, und die flaumige, weiche Beschaffenheit des Brotes Sie erfreut. Es ist ein wahnsinniges Gericht, aber leider ist es nicht ketogen im üblichen Sinn. Aber wenn Sie wirklich Heißhunger auf den wunderbaren Geschmack des Knoblauchbrots haben, dann könnte dieses Rezept dasjenige sein, zu dem Sie immer wieder greifen sollten. Das Beste an ihm ist, dass er in jedem Stück, das Sie essen, nur einen Gramm Kohlenhydrat enthält.

Portionen: 20

Zubereitungszeit: 15 Minuten

Kochzeit: 75 Minuten

Makros pro Portion:

- Energie: 93 kcal

- Kohlenhydrate: 1 g

- Fett: 9 g

- Protein: 2 g

Zutaten:

Für das Brot:

- 125 g Mandelmehl

- 5 EL Flohsamenschalenpulver

- 2 TL Backpulver

- 1 TL Meersalz

- 3 Eiweiß

- 2 TL Apfelweinessig

- 240 ml kochendes Wasser

Für die Knoblauchbutter:

- 1 Knoblauchzehe, feingehackt

- 115 g Butter (Raumtemperatur)

- 2 EL Petersilie, feingehackt

- ½ TL Salz

Anleitung:

1. Den Ofen auf 180°C vorheizen.

2. Alle trockenen Zutaten in eine große Schüssel geben und gut vermischen.

3. Das Wasser zum Kochen bringen, und es dann in die Schüssel gießen. Dann Essig und Eiweiße zu der Mischung hinzugeben. Darauf achten, dass ununterbrochen gerührt wird. Es sollte etwa 30 Sekunden dauern. Auch darauf achten, dass der Teig nicht zu lange gemischt wird, so dass er nicht

seine strukturelle Integrität verliert. Er sollte eine ähnliche Beschaffenheit wie etwa Knete haben.

4. Den Teig mit feuchten Händen in zehn gleich große Stücke teilen. Sie sollten Hotdog Brötchen ähneln. Den geformten Teig auf ein Backblech legen, aber darauf achten, dass zwischen den Teilchen Abstand bleibt. Sie werden beim Kochen etwa doppelt so groß werden.

5. Auf der unteren Schiene des Ofens etwa 40 bis 50 Minuten backen. Sie sind fertig gebacken, wenn sie sich hohl anhören, wenn man auf die Unterseite klopft.

6. Während das Brot backt, die Knoblauchbutter anfertigen. Alle Zutaten für die Knoblauchbutter

zusammenmischen, und in den Kühlschrank stellen. Abkühlen lassen.

7. Sobald das Brot fertig gebacken ist, es aus dem Ofen nehmen, und abkühlen lassen. Die Knoblauchbutter aus dem Kühlschrank nehmen, und für einen Moment beiseitelegen.

8. Das Brot mit einem Sägemesser in halb schneiden. Ein Brotmesser nehmen, und die Butter auf die Schnittseiten des Brotes streichen.

9. Die Temperatur des Ofens auf 225°C erhöhen, und das Knoblauchbrot weitere 10 Minuten backen, bis es goldbraun ist.

Guten Appetit!

Keto Blaukäse-Dressing

Ehrlich gesagt ist einer der besten Seiten der Keto-Diät ist, dass man noch immer Käse essen darf. Und Sie können darauf wetten, dass dieses schmackhafte Blaukäse-Dressing eine großartige Ergänzung für jeden Snack, den Sie vielleicht haben, sein wird. Es eignet sich gut als Dip für kohlenhydratarmes Gemüse wie Möhren oder Selleriestangen. Es ist auch köstlich als Soße oder Dressing für Salate. Verdammt, Sie könnten diese Soße sogar auf ein zartes Stück Fleisch oder Hähnchen auftragen. Wie auch immer, dieses vielseitige Dressing wird sich immer als nützlich erweisen, wenn Sie einen guten Schlag Wohlgeschmack wollen, ohne Ihren ketogenen Zustand aufs Spiel zu setzen. Mit diesem Dressing können Sie auf so viele Weisen gewinnen.

Portionen: 4

Zubereitungszeit: 5 Minuten

Kochzeit: 0 Minuten

Makros pro Portion:

- Energie: 477 kcal

- Kohlenhydrate: 4 g

- Fett: 47 g

- Protein: 10 g

Zutaten:

- 140 g Blauschimmelkäse

- 115 g Mayonnaise

- 190 g griechischer Joghurt

- 60 g Schlagsahne, aufgeschlagen

- 2 EL frische Petersilie, gehackt

- Salz und Pfeffer

Anleitung:

1. Käse nehmen und ihn in eine mittelgroße Schüssel geben. Mit einer Gabel den Käse in kleine, handhabbare Stücke zerteilen.

2. Mayonnaise, Joghurt und Schlagsahne mit in die Schüssel geben. Alle Zutaten gründlich rühren, bis sie gut vermischt sind.

3. Die Mischung einige Minuten ruhen lassen.

4. Mit Salz und Pfeffer würzen, und Petersilie dazugeben.

5. Überreste im Kühlschrank aufbewahren.

Guten Appetit!

Keto Cheetos

Die Anregung für dieses Rezept der Keto Cheetos kam von einem Rezept, das in dem Blogeintrag „My Oregon Kitchen" veröffentlicht wurde. Jeder kennt Cheetos Snacks, und man würde nur schwer jemanden finden, der sie nicht liebt. Sie sind schmackhaft, und sie haben eine einmalige knusprige Art, die sie ganz unwiderstehlich machen. Sie sind jedoch immer noch als Junkfood einzustufen, und zu viel davon zu essen, ist für Ihre Gesundheit schädlich.

Das ist der Grund, warum dieses Rezept ein Lebensretter für Cheetos Liebhaber, die auf der Keto-Diät sind, sein wird. Es wird Ihnen erlauben, immer noch den Sinneseindruck, sich mit diesen herzerwärmenden Häppchen zu verwöhnen, empfinden lassen, während Sie ihrer Keto-Diät treu bleiben. In der Tat nannte der Autor des Originalrezeptes sie

„Cheatos" („Betrüger"), weil sie wie Cheetos sind, sie aber nicht wirklich sind. Sie sind selbst tolle Happen, und Sie können sie sogar in Rahmkäse oder Keto-gerechte Dressings eintauchen.

Portionen: 1

Zubereitungszeit: 10 Minuten

Kochzeit: 25 Minuten

Makros pro Portion:

- Energie: 431 kcal

- Kohlenhydrate: 2 g

- Fett: 31 g

- Protein: 36 g

Zutaten:

- 4 Eiweiß, steifgeschlagen

- 1/8 TL Weinstein (zum Eiweiß vor dem Aufschlagen geben)

- 75 g tiefgefrorener Cheddar Käse

- 2 EL Mandelmehl

- ¼ TL Knoblauchpulver

- Cayennepfeffer, nach Geschmack

- evtl. Parmesan Käse, nach Geschmack

Anleitung:

1. Den Ofen auf 150°C vorheizen.

2. Den tiefgefrorenen Käse in einer Küchenmaschine mit der Puls-Funktion zerkleinern, bis die Stückchen winzig sind. Den zerkleinerten Käse zurück in die Kühltruhe geben.

3. Eiweiße in eine Schüssel geben, und den Weinstein dazugeben. Sehr steif schlagen.

4. Käse, Gewürze und Mandelmehl unter die Eiweiß Masse heben. Darauf achten, dass nicht viel Luft aus dem Eiweiß entweicht.

5. Die ganze Mischung in eine mittelgroße Plastiktüte geben, und in eine Ecke ein Loch schneiden. Die Mischung in Cheeto Formen auf ein Backblech, das mit Backpapier ausgelegt ist, aufspritzen.

6. Das Backblech in den vorgeheizten Ofen schieben, und etwa 25 Minuten backen.

7. Cheetos danach mit Parmesan Käse oder Cayennepfeffer bestreuen.

Guten Appetit!

Erdnussbutter Keto Cups

Diese Erdnussbutter Keto Cups mit Marmelade sind toller Keto-Snack. Vor allem sind sie völlig milchfrei. Sie sind von Natur aus cremig und köstlich. Und das Beste? Sie sind so leicht und einfach zu kochen. So viele Menschen auf der Welt sind völlig vernarrt in die gastronomisch-verführerische Zusammensetzung von Erdnussbutter und Marmelade. Aber wie Sie vielleicht schon wissen, ist Marmelade, die normalerweise in Gläsern verkauft wird, voll von Zucker und Konservierungsmitteln. Sie ist auf keinen Fall Keto-konform.

Dieses Rezept wird Ihnen etwas bieten, dass genauso gut ist, ohne dass Sie Ihre Keto-Diät gefährden. Anstatt von Marmelade oder Konfitüre werden wir etwas Besseres benutzen: Himbeeren. Diese sind tolle Snacks, wenn Sie sich mitten am Tag nach etwas

Süßem sehnen. Sie sind auch ein leckerer Nachtisch, auf den man sich während der Mahlzeit freuen kann.

Portionen: 12

Zubereitungszeit: 5 Minuten

Kochzeit: 10 Minuten

Makros pro Portion:

- Energie: 233 kcal

- Kohlenhydrate: 4.5 g

- Fett: 21.8 g

- Protein: 3.9 g

Zutaten:

- 240 ml Wasser

- 180 g Erdnussbutter

- 95 g Himbeeren

- 160 g Kokosöl

- 1 TL Gelatine

- 6 bis 8 EL Keto-konformer Süßstoff

Anleitung:

1. Die Mulden einer Muffinform mit 12 Silikon- oder Papierförmchen auslegen.

2. Einen mittelgroßen Topf nehmen und ihn auf eine mittlere Flamme setzen. Himbeeren und Wasser in den Topf geben, und zum Kochen bringen. Dann die Hitze verringern, und fünf Minuten köcheln lassen. Dann die Himbeeren mit einer Gabel zerquetschen.

3. Ihren bevorzugten Süßstoff je nach Geschmack einrühren. Die Gelatine dazugeben, und mit einem Schneebesen schlagen. Dann abkühlen lassen.

4. In einer mikrowellensicheren Schüssel Erdnussbutter und Kokosöl

vermischen. Auf hoher Flamme etwa 30 bis 60 Sekunden kochen, bis die Mischung völlig geschmolzen ist. Extra Süßstoff zufügen, wenn gewünscht.

5. Etwa die Hälfte der Erdnussbutter Mischung nehmen, und auf dem Boden der 12 Förmchen verteilen. In den Gefrierschrank geben, und etwa 15 Minuten abkühlen lassen. Dann die Himbeer-Mischung in die Förmchen geben, und die restliche Erdnussbutter-Mischung darüber verteilen.

6. Die Cups in den Kühlschrank stellen, bis sie fest geworden sind. Bis zum Verzehr im Kühlschrank aufbewahren.

Guten Appetit!

Keto Müsli und Erdnussbutter

Wer sagt, dass Müsli immer ein großes Tabu ist, wenn man der Keto-Diät folgt? Es ist immer so wohlig, wenn man ein Weck Glas oder eine Brotdose öffnet, und köstliches Müsli mit all seinen Lieblingszutaten findet. Selbst auf der Keto-Diät können Sie immer noch das wohlige Gefühl erleben, eine Tasse von leckerem Müsli zu essen. Dieses Rezept nimmt bewusst nicht echtes Müsli, da Müsli von Natur aus nicht Keto-konform ist. Stattdessen werden wir das Schwergewicht auf eine Auswahl von fettreichen Nüssen setzen, die für richtige Beschaffenheit und Geschmack sorgen.

Außerdem, wenn Sie ein Erdnussbutter-Liebhaber sind, dann werden Sie sich in dieses Rezept verlieben.

Portionen: 12

Zubereitungszeit: 10 Minuten

Kochzeit: 30 Minuten

Makros pro Portion:

- Energie: 340 kcal
- Kohlenhydrate: 10 g
- Fett: 30 g
- Protein: 10 g

Zutaten:

- 210 g Mandelmehl
- 190 g Pekannüsse
- 85 g Erdnussbutter
- 1 100 g Mandelmehl
- 35 g Sonnenblumenkerne
- 65 g Keto-konformer Süßstoff

- 20 g Whey Pulver (Proteinpulver) mit Vanillegeschmack

- 60g Butter

- 60 ml Wasser

Anleitung:

1. Ofen auf 150°C vorheizen.

2. Ein Backblech mit hohem Rand mit Backpapier auslegen.

3. Mandeln und Pekannüsse in eine Küchenmaschine geben, und sie verarbeiten, bis sie eine grobe, krümelhafte Beschaffenheit erreicht haben.

4. Die verarbeiteten Nüsse in eine große Schüssel geben und Mandelmehl, Süßstoff, Sonnenblumenkerne und Protein-Pulver hineinmischen.

5. Erdnussbutter und Butter in eine mikrowellengeeignete Schüssel geben. Die Schüssel in die Mikrowelle stellen, und Erdnussbutter und Butter schmelzen. Darauf achten, es nicht anbrennen zu lassen.

6. Geschmolzene Erdnussbutter- und Buttermischung über die Nusskrumen gießen. Gut miteinander vermischen.

7. Mischung gleichmäßig auf dem vorbereiteten Backblech verteilen. 30 Minuten backen, und vor dem Servieren abkühlen lassen.

Guten Appetit!

Hausgemachte Speckgrieben (Schweine Schwarte)

Hausgemachte Grieben hören sich vielleicht kompliziert an, aber Sie brauchen sich nicht eingeschüchtert zu fühlen. Dieses Rezept wird Ihnen zeigen, dass sie diese fantastische, exotische Speise am heimischen Herd herstellen können. Grieben oder Schweineschwarten sind wirklich gesunde und schmackhafte Happen, die für Leute, die eine Low-Carb oder Hochfett-Diät und Protein-Diät machen. Egal, ob sie die Keto- oder Paleo-Diät machen – dieser Snack ist für Sie genau das Richtige.

Das Rezept ist wohl einfach, aber es ist zeitaufwendig. Das ist nicht gelogen. Sie sollten sich jedoch nicht einschüchtern lassen. Und wenn Sie erst diese Grieben essen, wird Ihnen bewusst, dass es all Ihre Mühe wert war. Sie sind SO unglaublich!

Portionen: 4

Zubereitungszeit: 30 Minuten

Kochzeit: 3 Stunden und 20 Minuten

Makros pro Portion:

- Energie: 152 kcal
- Kohlenhydrate: 0 g
- Fett: 9 g
- Protein: 17 g

Zutaten:

- 1 500 g Schweine-Schwarte, Haut und Fett
- Meersalz, nach Geschmack
- Pfeffer, nach Geschmack
- Zusätzliches Öl oder Schmalz (falls erforderlich)

Anleitung:

1. Ofen auf 120°C vorheizen. Ein Backblech nehmen, und ein Backgitter daraufstellen.

2. Ein sehr scharfes Messer nehmen, und die Schwarte in lange Streifen schneiden. Die Streifen sollten etwa 5 cm breit sein. Den Flomen (die fette Portion) jedes Streifens alle fünf cm oder so einritzen. Das scharfe Messer vorsichtig zwischen Haut und dem Flomen einführen. Ein Stück des Flomens entfernen. Es ist okay, wenn eine dünne Schicht Flomen auf der Haut bleibt.

3. Sobald das erste Stück Flomen vom Streifen geschnitten worden ist, ist es einfacher, wenn Sie das befreite Stückchen Haut mit einer Hand festhalten, während die andere das

nächste Stück Flomen entfernt. Weitermachen, bis der Streifen fettlos ist. Wie vorher erwähnt, ein bisschen Fett darf auf der Haut bleiben, aber es darf wirklich nur eine SEHR dünne Schicht sein.

4. Sobald der Flomen erfolgreich von der Haut entfernt worden ist, jeden Streifen in 5 cm Quadrate schneiden. Diese Haut-Quadrate mit der Fettseite nach unten auf das Backgitter legen.

5. Die Stücke drei Stunden backen, oder bis die Haut ganz ausgetrocknet ist;

6. Wenn Sie daran interessiert sind, den Flomen zu benutzen, um die Grieben weiter zu kochen, dann Flomen in einen großen Topf geben. Topf auf eine niedrige Flamme stellen. Flomen sehr langsam erhitzen, bis es flüssig geworden ist. Dieser Vorgang dauert

etwa zwei Stunden. Das ist die Methode, die Sie in Zukunft benutzen können, wenn Sie Schmalz zum Kochen benutzen wollen. Wenn noch Fleischstückchen darin sind, mit einem Löffel herausnehmen, und entweder wegwerfen, oder als Topping für Salate benutzen.

7. Sobald die Schwarte fertig gebacken ist, das ausgelassene Fett erhitzen. Es sollte etwas ein Drittel des Topfes füllen. Darauf achten, dass das Öl sehr heiß ist, aber nicht bis zum Punkt wo es Blasen bildet.

8. Die Schwarten Stücke systematisch ins Öl geben, bis sie anfangen, Blasen zu werfen und anschwellen. Dieser Vorgang sollte etwa drei bis fünf Minuten dauern. Sobald sie gekocht

sind, sie vom Öl entfernen, und auf einen Teller mit Küchenpapier geben.

9. Mit Salz und Pfeffer würzen.

Guten Appetit!

Avocado Eier Salat

Wenn Sie der Keto-Diät schon länger folgen, dann kann man schon fast wetten, dass Sie wahrscheinlich schon so viele Eier und Avocados gegessen haben, dass Sie sie jetzt satthaben. Gewiss sind diese beiden Nahrungsmittel nicht ohne Grund so beliebt – sie schmecken fantastisch, sie sind reich an Omega-3 Fettsäuren, und obendrein sind sie sättigend. Aber manchmal kann man es auch mit den vielen Arten, mit denen man mit diesen zwei Zutaten erfinderisch werden will, übertreiben. Manchmal ist es einfach besser, zum Einfachen zurückzukehren. Eier und Avocados schmecken auch ohne andere Zutaten wirklich gut. Dieses Rezept erlaubt ihnen, den wesentlichen Geschmack der Eier und Avocados zu schmecken, ohne dass Sie durch andere Zutaten abgelenkt werden.

Der Arbeitsvorgang für dieses Rezept ist ziemlich einfach. Es ist ein vielseitiger Salat, den man ohne Beilagen essen kann. Aber er kann auch als Beilage benutzt werden. Obendrein ist er sehr einfach anzurichten. Sie können ihn sogar in größeren Mengen zubereiten, und ihn fertig im Kühlschrank lagern. Und so machen sie diesen wunderbaren Avocado Eier Salat:

Portionen: 2

Zubereitungszeit: 10 Minuten

Kochzeit: 15 Minuten

Makros pro Portion:

- Energie: 575 kcal

- Kohlenhydrate: 7 g

- Fett: 51 g

- Protein: 20 g

Zutaten:

- 1 mittelgroße Avocado

- 6 mittelgroße Eier

- 115 g Mayonnaise

- 1 TL Dijon Senf

- 1/8 TL Dill

- ½ EL gehackte Petersilie

- Salz, Pfeffer und Zitronensaft, nach Geschmack

Anleitung:

1. Eier in einen großen Topf geben. Wasser in den Topf gießen, bis alle Eier bedeckt sind. Wasser zum Kochen bringen, dann den Herd ausstellen. Deckel auf den Topf setzen, und die Eier im heißen Wasser

10 bis 15 Minuten ruhen lassen (je nach Vorliebe).

2. Die Eier abschrecken, und schälen. Darauf achten, dass die Schale völlig entfernt ist.

3. Eier klein hacken oder zerquetschen. Eier mit Salz und Pfeffer würzen, und beiseitelegen.

4. Avocado zubereiten und längs halbieren. Kern herausnehmen und Avocado schälen.

5. Avocado in einer großen Schüssel zerdrücken, und mit Salz und Pfeffer würzen.

6. In einer anderen Schüssel zerdrückte Avocado, Eier, Senf und Zitronensaft vermischen. Gewürze und Kräuter nach Geschmack dazugeben.

7. In den Kühlschrank stellen, und gut gekühlt servieren.

Guten Appetit!

Acai Mandelbutter Smoothies

Manchmal sind die besten Snacks nicht von fester Beschaffenheit. Manchmal erfüllt ein leckeres, erfrischendes Getränk den Zweck. Aber die meisten aromatisierten Getränke sind heutzutage voller Zucker und Fettsucht-auslösenden Kohlenhydraten. Diese Kohlenhydrate können auch die Ziele der Keto-Diäthalter stark gefährden. Aber es gibt noch eine Möglichkeit einen erfrischenden Smoothie zu genießen, ohne sich Gedanken über Zucker und Kohlenhydrate, die Sie zu sich nehmen könnten, machen zu müssen.

Dieses Rezept wird Ihnen einen erfrischenden Geschmack anbieten, worin der Wert der Kohlenhydrate nur acht Gramm beträgt. Die geschmackvollen Zutaten wie Avocados, Mandelbutter und Acai Beeren enthalten volle 20 g Fett, was diesen Smoothie zu einer Fettbombe macht. Man braucht nicht einmal künstliche Süßstoffe zu benutzen, um diesem Smoothie einen guten Geschmack zu verleihen.

Portionen: 1

Zubereitungszeit: 5 Minuten

Kochzeit: 0 Minuten

Makros pro Portion:

- Energie: 345 kcal

- Kohlenhydrate: 8 g

- Fett: 20 g

- Protein: 15 g

Zutaten:

- 100 g ungesüßter Acai Püree

- 180 ml Mandelmilch

- ¼ mittelgroße Avocado

- 3 EL Proteinpulver mit Schokoladengeschmack
- 1 EL Kokosöl
- 1 EL Mandelbutter
- ½ TL Vanilleextrakt
- Stevia als Süßstoff (auf Wunsch)

Anleitung:

1. Packung mit ungesüßtem Acai Püree öffnen, und Püree in die Küchenmaschine schütten.
2. Alle anderen Zutaten dazugeben, und pürieren, bis eine glatte Beschaffenheit erzielt ist.
3. Wasser oder Eiswürfel bei Bedarf in die Küchenmaschine dazugeben.

Guten Appetit!

Keto Schokoladen Muffins

Wenn man an einen Schokoladen Muffin denkt, kommt es oft vor, dass man an einen schweren Leckerbissen denkt, wonach man erstmal einen Marathon rennen muss, um die Schuldgefühle zu verbannen. Man würde niemals einen Keto Schokoladen Muffin der Diät-Kost zuordnen, nicht wahr? Nun, das sollten Sie aber. Mit diesem Rezept ist es für Sie völlig in Ordnung, sich ohne Schuldgefühle diese süße Näscherei zu gönnen.

Dieses ist ein Keto-konformes Rezept für Keto Schokoladen Muffins. Machen Sie sich keine Sorgen – sie werden auch wie die Echten schmecken. Aber das ist noch nicht einmal das Beste! Sie werden nicht nur diese Muffins, ohne ihre Diät zu gefährden, genießen können, sie sind auch ganz einfach herzustellen. Es ist möglich, dass Sie fast alle

Zutaten schon in Ihrem Vorratsschrank zur Hand haben.

Portionen: 18 Mini Muffins

Zubereitungszeit: 10 Minuten

Kochzeit: 11 Minuten

Makros pro Portion:

- Energie: 115 kcal

- Kohlenhydrate: 4 g

- Fett: 10 g

- Protein: 4 g

Zutaten:

- 250 g natürliche Mandelbutter (cremig)

- 166 ml künstlicher, Keto-konformer Süßstoff

- 2 EL ungesüßter Kakaopulver

- 2 EL Erdnussbutter Pulver

- 2 große Eier

- 1 ½ TL natürlicher Vanilleextrakt

- 1 TL Backpulver (Natron)

- 45 g zartbittere, zuckerfreie Schokoladen Stücken

Anleitung:

1. Ofen auf 180°C vorheizen.

2. Ein Backblech mit Rand nehmen, und ein kleines Muffin-Blech aus Silikon daraufsetzen.

3. In einer großen Schüssel Mandelbutter, Süßstoff, Kakaopulver, Erdnussbutter Pulver, Butter, Eier, Wasser, Vanilleextrakt und Backpulver (Natron) mit einem Handmixer

gründlich mischen. Diese Methode sollte einen ziemlich festen, zähen Teig erzeugen. Schokoladen Stücken unterheben.

4. Teig in 18 Stücke teilen, und diese in die Muffin-Form geben. Falls Sie Muffins in der normalen Größe machen wollen, müssen Sie dementsprechend den Teig aufteilen.

5. Muffins etwa 11 Minuten backen.

6. Backblech aus dem Ofen nehmen, und die Muffins vor dem Servieren auf ein Kuchengitter geben.

Guten Appetit!

Erdbeer-Fettbomben

Sie kennen vielleicht schon das Konzept der Fettbomben, wenn sie die Keto-Diät schon seit einiger Zeit folgen. Ein vorheriges Rezept in diesem Kochbuch ist eine köstliche Schweinespeck und Guacamole Fettbombe. Aber jetzt nehmen wir die Fettbombe in eine andere Richtung. Wir machen sie jetzt süß.

Fettbomben sind immer so verlockend und sättigend. Sie sind voller gesunder Fette, wie der Name schon andeutet, und sie sind wunderbare Snacks vor und nach dem Training. Sogar wenn Sie das Gefühl haben, dass Sie eine extra Kleinigkeit brauchen, um die Arbeitslast des Nachmittags zu bewältigen, sind diese Fettbomben genau das Richtige für ein Mittags-Stärkungsmittel. Diese bestimmte Fettbombe wird mit einer Erdbeer-Grundlage gemacht. Deshalb ist sie so toll, wenn Sie eine Naschkatze sind.

Portionen: 12

Zubereitungszeit: 5 Minuten

Kochzeit: 2 Stunden

Makros pro Portion:

- Energie: 99 kcal
- Kohlenhydrate: 5 g
- Fett: 9 g
- Protein: 1 g

Zutaten:

- 150 g Erdbeeren
- 2 EL natürlicher Honig oder Agavendicksaft
- 1 TL natürlicher Vanilleextrakt
- 170 g Rahmkäse (Zimmertemperatur)

- 4 EL ungesalzene Butter (Zimmertemperatur)

Anleitung:

1. Erdbeeren, Vanille und Honig in eine große Küchenmaschine geben. Mit der Pulsfunktion die Mischung zerkleinern, bis sie eine angenehme, cremige Beschaffenheit erreicht.

2. Rahmkäse und Butter dazugeben. Mit der Pulsfunktion die Mischung wieder glatt und geschmeidig vermischen.

3. Die ganze Mischung in Muffin Formen oder Eiswürfelschalen löffeln. Mindestens zwei Stunden tiefkühlen.

4. Kalt servieren.

Guten Appetit!

Guacamole Dip mit Schweinespeck Chips

Wenn Sie gut aufgepasst haben, werden Sie bemerkt haben, dass die Schweinespeck- und Avocado-Kombination immer wieder benutzt wird. Dafür gibt es einen guten Grund. Diese zwei Superfoods wirken prima zusammen – sie schmecken gut, und sie beinhalten alle lebensnotwendigen Zutaten, die für eine perfekte Keto-Speise unentbehrlich sind.

Und besonders in diesem Rezept lassen wir sie wieder die Stars der Show sein. Dieses Mal werden wir eine Keto-konforme Fassung der traditionellen Chips und Dips machen. Aber anstatt der gewöhnlichen, alten Kartoffelchips, die in irgendeinem Dressing oder geschmolzenen Käse getaucht werden, werden wir Schweinespeck-Chips in etwas der guten alten Guacamole tauchen.

Portionen: 4

Zubereitungszeit: 10 Minuten

Kochzeit: 20 Minuten

Makros pro Portion:

- Energie: 261 kcal

- Kohlenhydrate: 4 g

- Fett: 21 g

- Protein: 14 g

Zutaten:

- 2 mittelgroße Avocados

- 10 dicke Scheiben Schinkenspeck

- 40 g rote Zwiebel, gehackt

- 1 EL Koriander, gehackt

- 1 EL Jalapeños, kleingeschnitten

- ¼ EL Kreuzkümmel, gemahlen

- Meersalz, nach Geschmack

Anleitung:

1. Ofen auf 190°C vorheizen.

2. Ein Backblech zubereiten und mit Backpapier belegen.

3. Jede Schinkenspeckscheibe in Stücke, etwa 7 ½ cm groß, schneiden, und sie flach auf das Backblech legen. Darauf achten, dass zwischen allen ein Abstand bleibt.

4. Den Schinkenspeck etwa 15 bis 20 Minuten backen. Darauf achten, es nicht zu verkochen. Er soll nur genug backen, um braun und knusprig zu werden.

5. Während der Schinkenspeck backt, eine kleine Schüssel für den Guacamole Dip nehmen.

6. Die Avocado in Scheiben schneiden, den Kern entfernen, und sie schälen. Avocado in die Schüssel geben, und die gehackten roten Zwiebeln dazugeben.

7. Avocado und Zwiebeln zusammen rühren, bis die Avocado ganz zerdrückt ist.

8. Jalapeños und gemahlenen Kreuzkümmel dazugeben, dann mit Meersalz abschmecken.

9. Die Speckstücke als Chips benutzen, um in die Guacamole zu tauchen.

Guten Appetit!

Keto Thunfisch-Salat

Wenn es um Einfachheit geht, ist dieses Rezept ein Spitzenreiter. Aber lassen sie sich nicht durch den Schein der Unkompliziertheit täuschen! Dieser Salat hat es in sich. Er ist eine Mahlzeit, die mit Aromen und Nährstoffen vollgepackt ist. Sie werden ihn nie leid werden. Wenn Sie bei einer Feier diesen Salat anbieten, wird er garantiert ein Hit. Er ist auch ein toller Happen, wenn Sie etwas brauchen, um eine Lücke zwischen Mahlzeiten zu füllen.

Portionen: 4

Zubereitungszeit: 5 Minuten

Kochzeit: 0 Minuten

Makros pro Portion:

- Energie: 225 kcal

- Kohlenhydrate: 7 g

- Fett: 16 g

- Protein: 14 g

Zutaten:

- 285 g Thunfisch aus der Dose

- 1 große Avocado

- 1 Stange Sellerie

- 2 Knoblauchzehen, frisch

- 1 kleine rote Zwiebel

- ¼ Gurke

- 3 EL Mayonnaise

- 1 Handvoll Petersilie, gehackt

- 1 EL frischer Zitronensaft

- Salz und Pfeffer, nach Geschmack

Anleitung:

1. Das Gemüse gut waschen, und abtropfen lassen. Wenn Sie es noch nicht getan haben, zerhacken Sie Zwiebel, Sellerie und Gurke in sehr fein.

2. Knoblauch noch feiner zerhacken.

3. Eine große Salatschüssel nehmen, und alle Zutaten, mit Ausnahme der Petersilie, hineingeben. Alle Zutaten vermengen. Darauf achten, dass alles mit Mayonnaise und Thunfisch bedeckt ist.

4. Mit frischer Petersilie bestreuen.

Guten Appetit!

Schlussbemerkung

Wir sind jetzt am Ende dieser schmackhaften und köstlichen Keto-Lebensweise und-Rezepte-Reise angekommen! Hoffentlich haben Sie einen wertvollen Einblick bekommen, der Ihnen zeigt, wie kreativ Sie mit der Keto-Diät leben können. Natürlich werden sie nicht immer alles mögen, was in diesem Kochbuch aufgeführt ist. Und Sie werden sich nicht nur mit den Speisen in diesem Buch begnügen wollen. Wie schon vorher erwähnt wurde, ist Keto eine Lebensweise. Es geht nicht nur um Rezepte, die Sie nachkochen, und die Speisen, die Sie essen. Es geht darum, die Keto-Prinzipien in Ihr Leben zu verankern, sodass sie Ihnen bald im Blut liegen. Das ist die einzige Art in der eine Diät dauerhaft werden kann. Es ist viel einfacher, sich an eine Diät zu halten, wenn man ihre Vorteile völlig versteht, und wenn sich ihre Richtlinien nahtlos in Ihr Leben einfügen.

Am Anfang dieses Buches hat man Ihnen erklärt, wie wichtig die Diät ist, und warum es lebenswichtig ist, dass Sie aufmerksam darauf achten, was sie jeden Tag essen. Sie wollen mit ihrer Nahrungszunahme nicht leichtsinnig sein, weil Sie sich der Gefahr von verschiedenen Krankheiten und Erkrankungen aussetzen würden. So viele Menschen auf der ganzen Welt leiden an verschiedenen Krankheiten, wie, unter anderem, Fettleibigkeit, hohem Blutdruck, Krebs, Muskelschwund, Schlafapnoe, als Folge von schlechten Essgewohnheiten. Die Umstellung auf eine Keto-Lebensweise ist eine Lösung des Problems, und eine Stellungnahme zu diesen Gefahren.

Es ist keinesfalls ein leichter Fortgang. Sie werden sich oft fragen: „Warum mache ich das eigentlich?" Wenn Sie mit Freunden essen gehen, und Sie sehen, wie sie sich mit allem, was sie wollen, vollstopfen, werden Sie sich vielleicht ausgeschlossen fühlen. Der Gedanke, dass Sie Ihre Diät immer sehr streng einhalten müssen, wird Sie vielleicht entmutigen. Es wäre ein Fehler, zu denken, dass dieser Vorgang leicht und einfach sein wird. Das Leben ist kein Wunschkonzert.

Aber es braucht auch nicht so schwer zu sein. Kochbücher wie dieses, und andere Hilfsquellen bestehen. Sie sind da, um Ihnen auf ihrer Gesundheits-und-Wohlfühlreise zu helfen. Wenn auch immer Sie nicht weiterwissen, können Sie immer von Sachmitteln wie diesem inspirieren lassen. Letztendlich brauchen Sie es nicht alles allein zu schaffen. Es wird immer etwas oder jemand zur Hand sein, der gewillt ist, behilflich zu sein.

Die Annahme der Keto-Diät ist möglicherweise eine drastische Änderung der Lebensart, an die Sie gewöhnt sind. Und selbst wenn Änderungen schrittweise und allmählich gemacht werden, ist es sehr ungewöhnlich, dass man sich schnell an sie gewöhnt. Die Umstellung zum Keto-Lebensstil ist drastisch und radikal, was die Schwierigkeit und das Unbehagen noch vervielfältigt. Aber hoffentlich wird Ihnen dieses E-Book gezeigt haben, dass Schlankheitskuren nicht immer langweilig und elend sein müssen. Sie müssen nicht aufzuhören, Ihre Mahlzeiten zu genießen. Mit erfinderischen und neuartigen Rezepten wie diejenigen, die in diesem Buch stehen, können Sie sich immer noch auf die nächste Mahlzeit freuen.

Schließlich wird Ihnen Ihr Körper für jede positive Verstärkung dankbar sein. Sie werden gesünder, fitter und stärker werden, bloß weil Sie sich entschieden haben, diese Umstellung in Ihrem Leben zu machen. Man sagt immer, der Körper ist ein Tempel, und dass man ihn wirklich respektieren muss. Obwohl das ein Klischee ist, ist es trotzdem wahr. Sie müssen wirklich die Verantwortung übernehmen, und darauf achten, dass Ihr Körper gut aufgehoben und verpflegt wird. Niemand anders wird so gut auf Ihre Gesundheit und Ihr Wohl achten, wie Sie selbst.

Zu guter Letzt sollten Sie nicht denken, dass Sie die Rezepte in diesem Buch bis aufs i-Tüpfelchen nachkochen müssen. Es ist wichtig, dass Sie ihre Diät selbst „besitzen". Und das bedeutet, dass Sie sie so einrichten, wie es Ihnen passt. Wenn Sie etwas nach Ihrem eigenen Geschmack dazugeben wollen, um den Geschmack zu verbessern, dann tun Sie es auf alle Fälle. Sie müssen jedoch darauf achten, dass es in den Rahmen der Keto-Diät fällt.

Am Anfang dieses Buches haben Sie eine Liste von Keto-konformer Zutaten zur

Anleitung bekommen. Experimentieren Sie ruhig, und machen Sie, was Sie wollen, solange Sie Keto-gerecht bleiben. Immerhin ist es Ihr Leben, und niemand hat das Recht, Ihnen zu sagen, wie Sie es leben sollen. Es sind Ihre Nahrungsmittel, und niemand kann Ihnen befehlen, wie Sie sie kochen. Also essen Sie gut, leben Sie wohl, und bleiben Sie fit!

Guten Appetit!

www.ingramcontent.com/pod-product-compliance
Lightning Source LLC
LaVergne TN
LVHW041610070526
838199LV00052B/3070